AF464648

NOTE

SUR LE

DEMODEX CANINUS

ET LA

GALE FOLLICULAIRE

PAR

Le Dr GEORGES PENNETIER,

Directeur-adjoint du Museum d'Histoire naturelle de Rouen, etc.

ROUEN

IMPRIMERIE LÉON DESHAYS ET Ce

Rue Saint-Nicolas, 28 et 30

—

Décembre 1872.

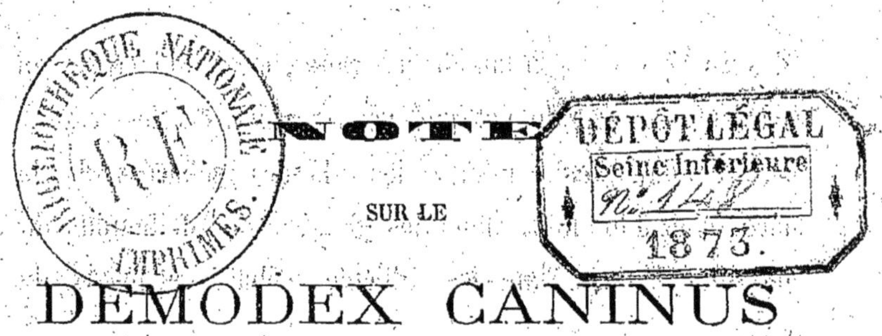

NOTE

SUR LE

DEMODEX CANINUS

ET LA

GALE FOLLICULAIRE

Par le Dr GEORGES PENNETIER.

(Extrait du *Bulletin de la Société des Amis des Sciences naturelles de Rouen*, année 1872, 1er semestre.)

Les préparations microscopiques de *demodex caninus*, que j'ai eu l'occasion de faire récemment et que j'ai eu l'honneur, Messieurs, de vous soumettre, ayant excité l'intérêt d'un certain nombre d'entre vous, vous avez manifesté le désir de me voir consigner par écrit les explications verbales que je fus amené à donner. Je viens aujourd'hui, m'acquitter de ce soin.

Les *demodex folliculorum* sont des Arachnides de l'ordre

des Acariens et de la famille des Démodicées, qui vivent en parasites sur l'homme et quelques animaux. On les a rencontrés dans les conduits des glandes sébacées de la face, chez l'homme, dans les glandes de Méibomius du mouton (Simon), dans les follicules sébacés et pileux du chien.

Découverts en 1842 par Henle, dans les follicules pileux du conduit auditif externe, et par Simon, de Berlin, dans les follicules du nez, les démodex de l'homme furent successivement rencontrés, au nombre de 5 à 15, dans les conduits des glandes sébacées de la face, par Miescher, Richard Owen, Wilson, P. Gervais, Valentin, Siebold, Remack, Moquin-Tendon et Gruby. Ce dernier regarde même leur présence comme un fait presque constant, puisque, selon lui, quarante personnes, au moins, sur soixante, en auraient.

En 1843, Topping en fit la découverte chez le chien, et depuis lui, ils furent signalés ou décrits par Tulk, Weiss, Wilson, Haubner, Gruby, Cornevin, etc.

La longueur ordinaire du demodex caninus adulte, est de $0^{mm},26$, mais, au sortir de l'œuf, il ne mesure que $0^{mm},0816$, et peut, dans la suite, acquérir exceptionnellement $0^{mm},37$.

Son corps, ainsi que vous l'avez vu, Messieurs, présente un cœphalothorax et un abdomen. La tête est représentée par les appendices buccaux (palpes, mandibules, suçoir) recouverts d'une sorte de carapace ; le thorax supporte les membres et l'abdomen, renferme les organes de la digestion et de la génération.

Les pattes, au nombre de trois paires chez les jeunes, et de quatre paires chez les individus adultes, n'ont pas toujours la même disposition. Tantôt composées de quatre articles : le premier soudé au torax et immobile, les trois autres doués de mouvements, et le dernier muni d'une sorte d'onglet et de deux espèces de ventouses ; elles sont, tantôt, formées de trois articles seulement, le premier n'étant plus représenté que par un simple point.

Cette dernière disposition coïncide toujours avec l'absence de mandibules, de sorte que les auteurs rattachent ces caractères, soit à des espèces ou des variétés distinctes, soit à des sexes différents, soit à un phénomène de polymorphisme.

L'abdomen, dont les dimensions augmentent avec l'âge, est strié, et renferme, dans sa moitié inférieure principalement, des granulations, que Wilson regarde comme composant l'appareil digestif. La face inférieure présente sur la ligne médiane, à l'extrémité postérieure des granulations, une tache noire correspondant à l'anus, et souvent, à leur extrémité opposée, et chez les adultes seulement, une deuxième ouverture, par laquelle M. Cornevin a vu s'engager les œufs et qui ne peut être que la vulve.

Les œufs sont ovoïdes, arrondis à une extrémité et pointus à l'autre, remplis de granulations, et longs de 0mm,07.

La présence des demodex dans les follicules cutanés de presque tous les chiens, est compatible avec l'état de santé de l'animal, mais leur multiplication exagérée détermine une affection des plus graves, la *gale folliculaire* nommée aussi gale rouge, gale domédélique, dartre rouge sèche, rouget, acné simonea, dermatite folliculaire.

Cette maladie, assez bien connue aujourd'hui, grâce aux travaux de Gruby, Delafond et Bourguignon, Unterberger jeune, Verheyen, Wilson, Martemucci, Saint-Cyr et Cornevin, est essentiellement contagieuse, mais si le demodex de l'homme est transmissible au chien (Gruby), les expériences entreprises par M. Cornevin, sur lui-même, prouvent que le demodex du chien n'est pas transmissible à l'homme.

L'animal, au début de la maladie, présente sur la face, les joues principalement, de petites plaques rouges dépourvues de poils ; les follicules sébacés et pileux se gonflent, rougissent, puis deviennent purulents. La peau s'épaissit alors et présente des rides et sillons caractéristiques. La simple pression, entre les doigts, d'un follicule enflammé, en fait sortir une gouttelette de pus, dans lequel le microscope révèle, ainsi que vous avez pu vous en convaincre, Messieurs, la présence de nombreux demodex. En même temps, les yeux deviennent chassieux, et le bord des paupières forme en se tuméfiant un bourrelet rouge. Jusque-là, l'appétit est conservé, les démangeaisons sont peu intenses, et la guérison, parfois spontanée, est toujours facilement obtenue.

Mais, bientôt, les parasites, au nombre de deux cents, parfois, dans un même follicule (Gruby), et vivant des humeurs qui le gonflent, se trouvent à l'étroit et se disséminent jusque sur le ventre et les membres ; la face devient de plus en plus ridée, les yeux sont noyés dans le pus, le prurit devient intense, et l'animal se gratte avec fureur. L'appétit, quoique moindre, persiste encore, mais la guérison devient difficile à obtenir.

Continuant ses ravages, la maladie envahit le reste du corps qui n'est plus qu'une plaie et répand une odeur infecte ; le globe de l'œil se prend, des kératites apparaissent ; l'animal devient triste, perd complètement l'appétit, maigrit, est pris de diarrhées que rien ne peut arrêter, et meurt dans d'atroces souffrances.

Le traitement consiste à détruire le parasite, cause de la maladie. On a proposé pour cela différents moyens, tels que : lavages savonneux, bains sulfureux et alcalins, lotions et bains avec de l'acide phénique, bains au sublimé corrosif, etc. On doit donner la préférence aux bains de sublimé corrosif (1 gramme par litre), en ayant soin de tenir la tête de l'animal hors de l'eau. On l'y laisse d'abord 45 à 50 minutes, et on diminue ensuite progressivement la durée du bain. Si des symptômes d'intoxication mercurielle apparaissent, on les combat aisément au moyen du chlorate de potasse.

Rouen. Imp Léon DESHAYS et Cᵉ.

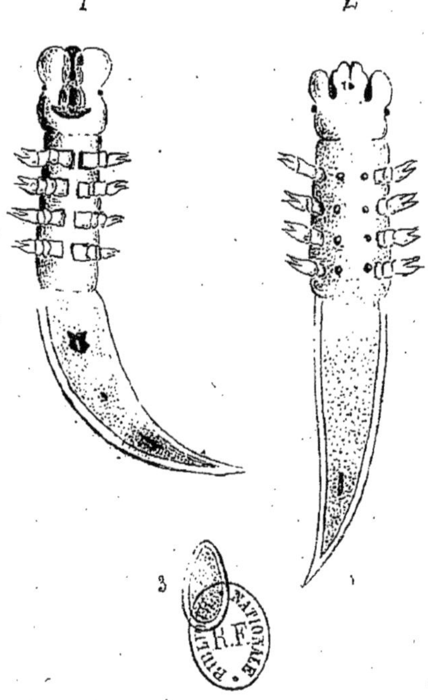

1 DEMODEX CANINUS. 1re VARIÉTÉ. Palpes, mandibules, suçoir, pattes à quatre articles, orifice vulvaire.

2 DEMODEX CANINUS. 2e VARIÉTÉ. (Mâle ?) Absence de mandibules à l'extrémité céphalique, pattes à trois articles seulement (le premier n'étant plus représenté que par un point), absence d'ouverture génitale.

3 ŒUF granuleux.

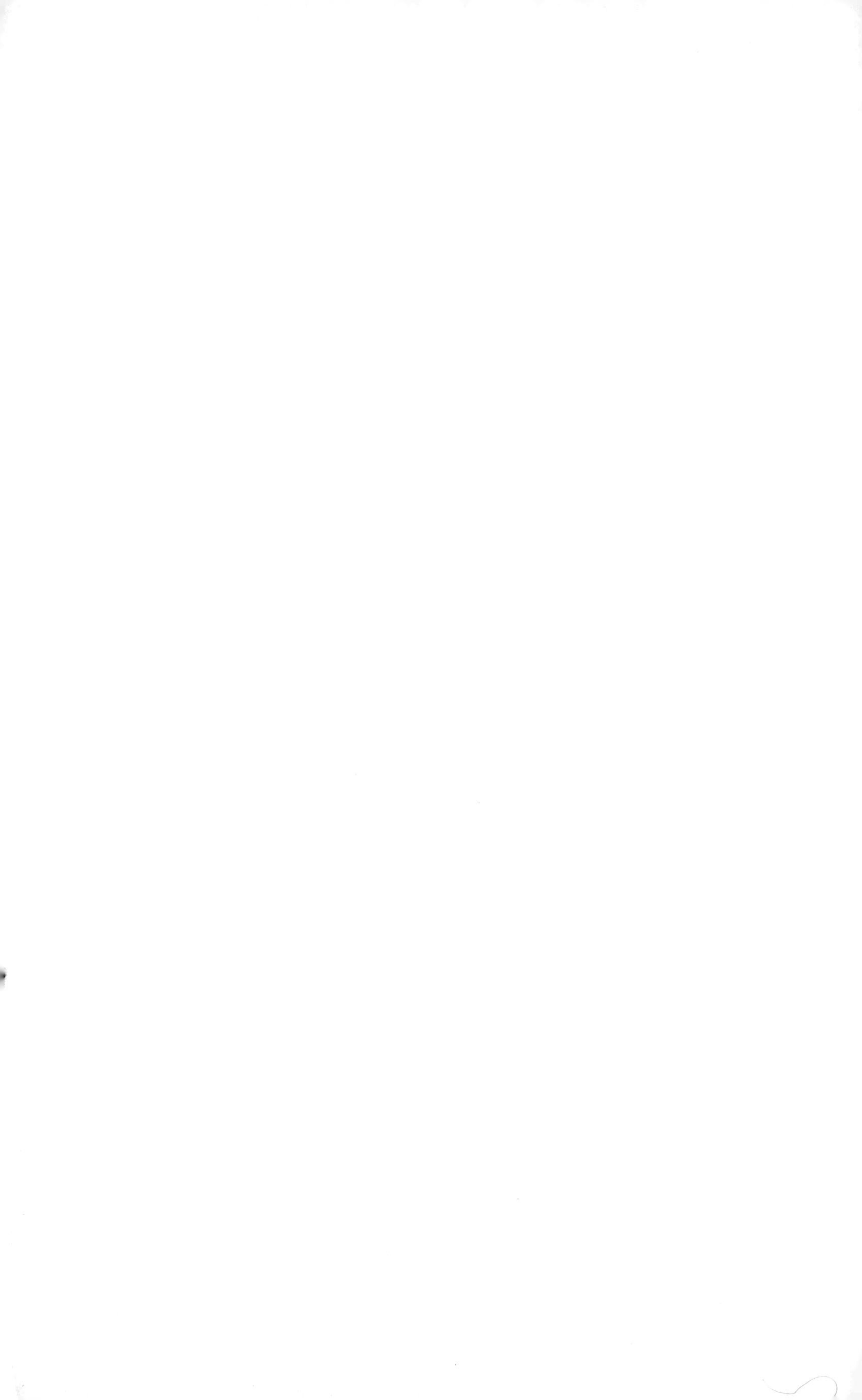

www.ingramcontent.com/pod-product-compliance
Ingram Content Group UK Ltd.
Pitfield, Milton Keynes, MK11 3LW, UK
UKHW012312240726
13966UKWH00005B/1833

9 782011 923356